BEI GRIN MACHT SICH IHR
WISSEN BEZAHLT

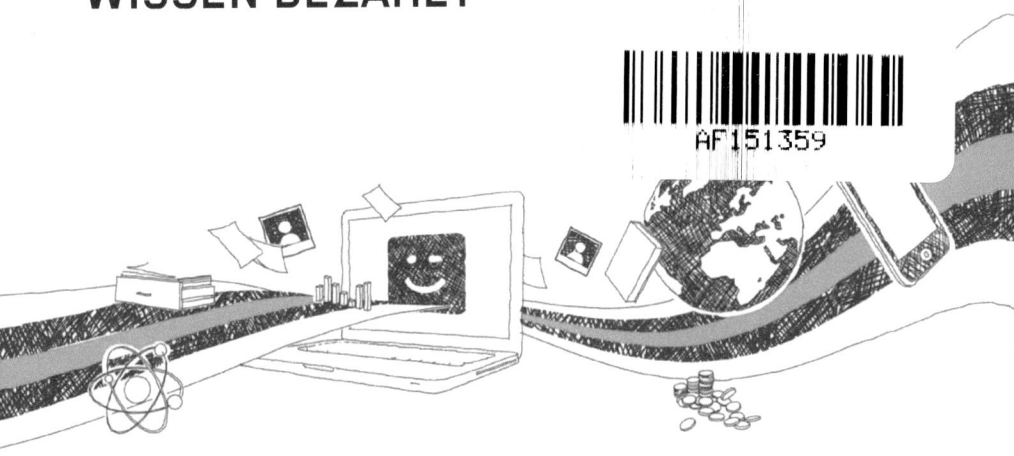

AF151359

- Wir veröffentlichen Ihre Hausarbeit,
  Bachelor- und Masterarbeit

- Ihr eigenes eBook und Buch -
  weltweit in allen wichtigen Shops

- Verdienen Sie an jedem Verkauf

Jetzt bei www.GRIN.com hochladen
und kostenlos publizieren

GRIN

Bibliografische Information der Deutschen Nationalbibliothek:

Die Deutsche Bibliothek verzeichnet diese Publikation in der Deutschen National-
bibliografie; detaillierte bibliografische Daten sind im Internet über http://dnb.d-
nb.de/ abrufbar.

Impressum:

Copyright © 2016 GRIN Verlag, Open Publishing GmbH
Druck und Bindung: Books on Demand GmbH, Norderstedt Germany
ISBN: 9783668563230

Dieses Buch bei GRIN:

http://www.grin.com/de/e-book/378994/die-entstehung-von-uebergewicht-durch-
bewegungsmangel-bei-jugendlichen

Kim Wojtera

Die Entstehung von Übergewicht durch Bewegungsmangel bei Jugendlichen mit Migrationshintergrund

GRIN Verlag

GRIN - Your knowledge has value

Der GRIN Verlag publiziert seit 1998 wissenschaftliche Arbeiten von Studenten, Hochschullehrern und anderen Akademikern als eBook und gedrucktes Buch. Die Verlagswebsite www.grin.com ist die ideale Plattform zur Veröffentlichung von Hausarbeiten, Abschlussarbeiten, wissenschaftlichen Aufsätzen, Dissertationen und Fachbüchern.

„Die Entstehung von Übergewicht durch Bewegungsmangel

bei Jugendlichen mit Migrationshintergrund"

Hausarbeit

Hannover, 30.05.2016

Erstellt von:

Kim Wojtera

Studiengang: Bachelor Prävention- und Gesundheitsmanagement

Inhaltsverzeichnis

Abkürzungsverzeichnis

Tabellenverzeichnis

1. Einleitung...1

2. Definition von Übergewicht 2

   2.1. Abgrenzung von Übergewicht und Adipositas 2

   2.2. Entstehung von Übergewicht...2

   2.3. Folgeerkrankungen von Übergewicht..3

   2.4. Bestimmung von Übergewicht bzw. Adipositas bei Kindern und Jugendlichen...........4

3. Methodisches Vorgehen für den weiteren Verlauf der Hausarbeit...........................5

   3.1. Auswahlkriterien für Literatur 5

   3.2. Vorgehensweise bei der Literaturrecherche..6

   3.3. Übersicht der wichtigsten Literatur für die Hausarbeit.....................................7

4. Prävalenz von Übergewicht bei Jugendlichen in Deutschland.................................8

   4.1. Vorstellung relevanter Studien..8

   4.2. Vergleich der Prävalenz von Übergewicht bei Jugendlichen mit Migrationshintergrund mit der Prävalenz bei Jugendlichen ohne Migrationshintergrund...9

5. Risikofaktor: Bewegungsmangel bei Jugendlichen...12

   5.1. Auswirkungen von Bewegungsmangel auf die Gesundheit Jugendlicher..................12

   5.2. Bewegungsmangel bei Jugendlichen mit Migrationshintergrund................................14

   5.3. Auswirkungen sozialer Ungleichheiten bei Jugendlichen auf das Gesundheitsverhalten 16

6. Maßnahmen zur Förderung von Bewegung bei Jugendlichen mit Migrationshintergrund im Setting Schule 17

   6.1. Vorteile der Anwendung von bewegungsfördernden Maßnahmen für Jugendliche im Setting Schule 17

   6.2. Handlungsempfehlungen für Schulen in Bezug auf das Bewegungsangebot für Jugendliche mit Migrationshintergrund 18

7. Schlussbetrachtung 20

8. Literaturverzeichnis 22

Anhang

Abkürzungsverzeichnis

BMI   Body-Mass-Index

HBSC   Health behaviour in school-aged children

KiGGS   Studie zu Gesundheit von Kindern und Jugendlichen in Deutschland

KOPS   Kieler Adipositaspräventionsstudie

RKI   Robert-Koch-Institut

SES   Sozioökonomischer Status

WHO   World Health Organization

Tabellenverzeichnis

Tabelle 1: Übersicht der wichtigsten Literatur für die Hausarbeit 7

1. Einleitung

Übergewicht bei Jugendlichen in Deutschland ist aktuell ein verbreitetes Phänomen, dass immer weiter zunimmt und bereits jetzt für das Gesundheitssystem eine starke Belastung darstellt.

Laut Untersuchungen liegt die Prävalenz von Übergewicht bei Jugendlichen in Deutschland im Jahr 2014 zwischen 10% und 18% In den letzten Jahren steigt die Prävalenz von Übergewicht und Adipositas im Kindes- und Jugendalter immer weiter an. Gerade in Industrieländern ist diese Entwicklung stark zu beobachten (vgl. Wabitsch, 2014, S. 248). Ein Risikofaktor zur Entstehung von Übergewicht ist Bewegungsmangel. Ungefähr 40% der Kinder und Jugendlichen zwischen 12 und 18 Jahren finden heutzutage keinen Zugang zur sportlichen Betätigung (vgl. Noack, 2014, S. 3).

In dieser Hausarbeit beschäftigt sich die Autorin mit der Fragestellung, warum gerade Jugendliche mit Migrationshintergrund zur Risikogruppe für Übergewicht durch zu wenig körperliche Aktivität gehören. Der Begriff „Migrationshintergrund" ist relativ neu und hat bisher keine einheitliche Definition. Daher werden unter diesem Begriff alle Zuwanderergruppen, als auch deren Nachkommen verstanden. Danach haben bereit eingebürgerte Migranten/innen und ebenfalls die in Deutschland geborenen Nachkommen dieser Familien einen Migrationshintergrund (vgl. Krönner, 2009, S. 30). 2014 lebten in Deutschland rund 16,4 Mio. Menschen mit Migrationshintergrund (20,3% der Bevölkerung) (vgl. Statistisches Bundesamt, 2015, S. 1). Durch die hohe Zahl der Zuwanderer wird der Anteil der Bevölkerung mit Migrationshintergrund immer weiter ansteigen. Aus diesem Grund ist es entscheidend, auch diese Menschen vor gesundheitlichen Problemen zu beschützen und die Prävalenz von Übergewicht zu minimieren ist ein Ansatzpunkt, um der Entstehung verschiedener Krankheitsbilder präventiv entgegenzuwirken.

Ziel der Ausarbeitung ist es Maßnahmen abzuleiten, die dem Problem des Übergewichts entgegenwirken. Eine Möglichkeit die Jugendlichen zu erreichen, ist es das Setting Schule zu nutzen, um die Schüler für mehr sportliche Betätigung zu begeistern. In dieser Hausarbeit wird beschrieben, aus welchen Gründen sich das Setting Schule zur Anwendung der Förderungsmaßnahmen für Bewegung und Sport bei Jugendlichen eignet. Die Autorin entwickelt daher Handlungsempfehlungen für Schulen, um die Bewegung bei Jugendlichen in der Schule mit dem Fokus auf Migranten/innen zu fördern. Dadurch soll das Risiko für die Entstehung von Übergewicht minimiert werden. In dieser Ausarbeitung werden als Jugendliche alle in Deutschland lebenden Menschen zwischen 11 und 18 Jahren definiert.

2. Definition von Übergewicht

2.1. Abgrenzung von Übergewicht und Adipositas

Im Sprachgebrauch werden Übergewicht, Adipositas, Fettleibigkeit, etc. häufig synonym verwendet, obwohl sie nicht dasselbe beschreiben. Zum Beispiel können Bodybuilder, aufgrund des hohen Körpergewichts durch Muskelmasse als übergewichtig eingestuft werden. Adipositas beschreibt jedoch eine erhöhte Fettmasse. Daher sind adipöse Personen immer übergewichtig, Übergewichtige jedoch nicht immer adipös (vgl. Weber, 2008, S. 2 zit. n. Kubes, 2006, S. 6). Bei der Bestimmung des Übergewichts wird jedoch nicht das Körperfett herangezogen, sondern es beschreibt das Verhältnis von Köpergröße zu Gewicht, unabhängig von der Ätiologie (vgl. Beisel, 2006, S. 1). Ab wann ein erhöhter Fettanteil an der Köpermasse auf ein Vorliegen von Adipositas hinweist, wurde bisher in der Literatur auch nicht ganz einheitlich definiert. Heinrichs beschrieb 1982 einen erhöhten Fettgewebeanteil von über 20% des Gesamtkörpergewichts bei Männern und über 25% bei Frauen als Abgrenzkriterium für Adipositas fest. Denn normalerweise liegt dieser Wert bei Männern zwischen 10% und 14%. Bei Frauen müsste der Wert jedoch aus Sicht der Autorin höher angesetzt werden, da dieser schon bei Normalgewicht bei Frauen zwischen 20% und 24% liegt (vgl. Beisel, 2006, S. 3). Eine andere Verfahrensweise, um Adipositas von Übergewicht abzugrenzen, ist der BMI-Wert. Dort wurde festgelegt, dass z. B. bei Kindern ab dem 90. Perzentil ein Übergewicht und ab dem 97. Perzentil Adipositas vorliegt (vgl. Deutsch; Schnekenburger, 2011, S. 166).

2.2. Entstehung von Übergewicht

Aufgrund der Genetik kann ein erhöhtes Risiko für die Entstehung von Übergewicht existieren. Jedoch ist dies nicht der Grund für den massiven Anstieg der Prävalenz von Übergewicht und Adipositas in den letzten Jahren, vor allem bei Kindern und Jugendlichen. Übergewicht entsteht dann, wenn mehr Energie in Form von Nahrung aufgenommen, als verbraucht wird (vgl. Petermann; Warschburger, 2007, o. S.). Dieser Zustand wird begünstigt durch die Aufnahme von hochkalorischen Getränken und fettreichen Nahrungsmitteln. Gerade in der Fast-Food-Kultur, in der auf häufig zwischendurch viele Süßigkeiten und Snacks zu sich genommen werden, besteht ein hohes Risiko für Übergewicht (vgl. Deutsch; Schnekenburger, 2011, S. 167). Jedoch gilt dieser Grundsatz nicht immer. Es gibt Kinder, die essen viele Süßigkeiten und bleiben schlank und andere essen deutlich weniger, nehmen aber trotzdem zu. Es ist ein Zusammenspiel vieler Faktoren, z.b. auch Bewegung, Lebensbedingungen, etc. die die Entstehung von Übergewicht beeinflussen (vgl. Petermann; Warschburger, 2007, o. S.). Forschungen belegen, dass eine verminderte physische Aktivität mit der Entstehung von Adipositas und Übergewicht zusammenhängt. Trainierte Individuen können ein geringes Adipositas Level halten, aufgrund der sensiblen und besser funktionierenden Mechanismen zur Fettregulierung, die durch den Sport gefördert worden sind. Die Energieumsetzung im Körper wird durch physische Aktivität maßgeblich verbessert (vgl. Beisel, 2006, S. 33).

2.3. Folgeerkrankungen von Übergewicht

Übergewicht und Adipositas stellen nicht nur ein kosmetisches Problem dar, sondern sind die bedeutendste Volkskrankheit in den Industrienationen. Die Folgeerkrankungen sind eine Belastung für das Gesundheitssystem jährlich in Höhe von mehreren Milliarden. Bereits im Kindesalter besteht bei Übergewicht ein Risiko für kardiovaskuläre Erkrankungen. Auch Stoffwechselerkrankungen sind eine häufige Folge von Fettleibigkeit. Der Diabetes mellitus 2 ist bei Jugendlichen in den USA bereits für ein Drittel der Diabetes-Neuerkrankungen verantwortlich (vgl. Reinehr; Wabitsch, 2010, S. 253). „Übergewicht ist ein Risikofaktor für eine erhöhte die Morbiditäts- und Mortalitätsrate." (Beisel, 2006, S. 1) Vorhandene Gesundheitsprobleme werden durch Übergewicht verschlimmert und es entsteht ein neuer Risikofaktor für verschiedene Krankheiten. Neben Diabetes mellitus Typ 2, kann Übergewicht vor allem Bandscheibenprobleme und Arthrose in Knie und Hüfte auslösen. Es stellt eine Mehrbelastung des Herz-Kreislaufsystems dar, wodurch eine Hypertonie (Bluthochdruck) entstehen kann. Dies wiederum kann weitere koronare Herzkrankheiten zur Folge haben (vgl. Beisel, 2006, S. 1). Weitere Schäden können Schlafapnoe (Atemaussetzer in der Nacht) mit vermehrter Müdigkeit am Tag sein, Leberschäden, Gelenkprobleme und beschleunigte Arteriosklerose. Aber auch psychische Folgeerkrankungen können aus Übergewicht resultieren. Dazu zählen beispielsweise geringes Selbstwertgefühl, Depressionen und Isolation (vgl. Deutsch; Schnekenburger, 2011, S. 167). Meist ergeben sich die psychischen Belastungen aus der verminderten körperlichen Mobilität und des äußeren Erscheinungsbildes, das in der heutigen Gesellschaft als nicht erstrebenswert angesehen wird, die durch das Übergewicht verursacht werden.

Für die Gesellschaft sind die Folgen des Übergewichts gravierend. Daher sollte gerade im Kindes- und Jugendalter präventiv gegen Bewegungsmangel und ungesunde Ernährung vorgegangen werden. Denn Menschen, die unter Fettleibigkeit/ Übergewicht leiden, können nicht so leistungsstark im Berufsleben tätig sein. Durch ihre Erkrankung und die Folgeschäden fallen sie darüber hinaus dem Gesundheitssystem finanziell zur Last (vgl. Beisel, 2006, S. 2).

2.4. Bestimmung von Übergewicht bzw. Adipositas bei Kindern und Jugendlichen

Übergewicht und Adipositas können anhand des BMI-Wertes unterschieden werden. Der BMI errechnet sich aus dem Körpergewicht im Verhältnis zur Körpergröße. Das Normalgewicht liegt bei einem BMI zwischen 18,5 und 24,9 kg/m2. Ein BMI zwischen 25 und 29,9 kg/m2 weist auf das Vorliegen von Übergewicht hin und ein BMI, der größer als 30 kg/m2 ist, gilt als Indikator für Adipositas. Bei einem BMI zwischen 30 und 34,9 kg/m2 spüren die Betroffenen einen Verlust an subjektiver Lebensqualität. Es bedeutet ein erhöhtes Risiko für Begleitkrankheiten und eine geringere Lebenserwartung von zwei bis vier Jahren. Eine verkürzte Lebenszeit um acht bis zehn Jahre wird hervorgerufen durch einen BMI zwischen 40 und 45 kg/m2 (vgl. Günster et al., 2011, S. 91).

Der BMI-Wert als alleiniger Indikator für Übergewicht bzw. Adipositas ist jedoch nicht geeignet. Es spielen dabei noch viele weitere Faktoren eine Rolle. Der Aussage zufolge, aus dicken Kindern werden auch dicke Erwachsen, wurden einige Untersuchungen diesbezüglich eingeleitet und es wurde festgestellt, dass diese Aussage so nichtzutreffend ist. Beispielsweise zeigte eine Studie aus Großbritannien, dass nur 52% der adipösen Zehnjährigen im Alter von 30 Jahren immer noch unter Adipositas litten. Denn über den BMI-Wert hinaus sind noch das Geburtsgewicht, eine kurze Stilldauer, starke Wachstumsphasen, der BMI der Eltern, sowie der sozioökonomische Status des Elternhauses wichtige Aspekte, die die Entstehung von Übergewicht beeinflussen können (vgl. Schorp; Helmert, 2011, S. 35f.) Gerade bei Kindern und Jugendlichen ist der BMI ein weniger geeigneter Indikator für die Bestimmung von Übergewicht, da bei der Einteilung der Gewichtsklassen weder das Geschlecht noch das Alter berücksichtigt wird. Es finden sich in der Säuglingszeit und kurz vor der Pubertät sogenannte Fülle-Phasen wieder, die ebenfalls erhöhtes Gewicht auslösen können. Darüber hinaus gibt es noch Phasen der „Streckung" im Vorschulalter, sowie in der Pubertät, in denen vorher dicke Kinder auf einmal ganz schlank werden (vgl. Grau, 2003, S. 17).

Bei Kindern und Jugendlichen kann ebenfalls der BMI als Bestimmungsgrad für Übergewicht bzw. Adipositas verwendet werden, es gelten dort jedoch andere Grenzwerte, welche als Perzentile (Referenzwerte) bezeichnet werden. Ein Perzentil ist ein Maß dafür, wie viele der gleichaltrigen Kinder des gleichen Geschlechts einen niedrigeren BMI Wert aufweisen. In den ersten 18 Jahren werden diese Perzentile verwendet, da sich der Körper durch Wachstum und Pubertät oft verändert (vgl. Morgenthal, 2010, S. 4).

Ein einheitliches System zur Beurteilung von Adipositas bei Kindern und Jugendlichen besteht zurzeit nicht. Es werden verschiedene anthropometrische Indikationen zur Bestimmung von übermäßiger Körperfettansammlung diskutiert. Eine Möglichkeit ist es den Taillenumfang zu messen und ihn dann auch im Verhältnis zur Köpergröße (Waist-to-Height-Ratio) und zum Hüftumfang (Waist-to-Hip-Ratio) zu stellen. Dabei ist wiederum zu beachten, dass der Taillenumfang je nach Alter, Geschlecht und ethnischer Herkunft anders sein kann. Die genauen Grenzwerte stehen bei Kindern und Jugendlichen jedoch noch aus. Mit einem erhöhten Gesundheitsrisiko müssen Jugendliche im Alter von 18 Jahren rechnen bei einem Taillenumfang ab dem 95.Perzentil bei Jungen und ab dem 90.Perzentil bei Mädchen (vgl. RKI, 2013, S. 42f.).

Zur Bestimmung der subkutanen Fettmasse, kann auch die Hautfaltendicke als Messgröße herangezogen werden. Dafür werden Hautfaltenmessungen zum Beispiel an Trizeps und unter den Schulterblättern vorgenommen. Generell haben Mädchen größere Hautfaltendicken als Jungen (vgl. RKI, 2013, S. 59). Durch die Messung der Hautfaltendicke, im Vergleich zu den Referenzwerten des jeweiligen Alters, lassen sich Unterhautfettgewebe und Fettverteilung bestimmen (vgl. Morgenthal, 2010, S. 3).

3. Methodisches Vorgehen für den weiteren Verlauf der Hausarbeit

3.1. Auswahlkriterien für Literatur

Die Literatur für die Hausarbeit wird anhand einer Literaturrecherche herausgesucht. Die Autorin hat sich einige Kriterien aufgestellt, die die ausgewählte Literatur erfüllen muss, um bei der Erstellung dieser Arbeit teilzuhaben. Ziel ist es dabei, die Seriosität und die Aktualität der Quelle sicherzustellen. Folgende Kriterien müssen erfüllt werden:

1. Die Quelle muss Hinweise zum Autor/zu den Autoren und zum Erscheinungsjahr enthalten. Im besten Fall ist es keine reine Internetquelle, sondern eine Ausarbeitung, die auch Seitenzahlen enthält.

2. Die Quelle sollte nicht vor dem Jahr 2000 erschienen sein. Bei Angaben zu Prävalenzen und anderen statistischen Daten, sollten diese nicht älter als aus dem Jahr 2008 sein.

3. Es sollten vorwiegend Primärquellen verwendet werden.

4. Der Gesamteindruck des Textes sollte seriös sein. Der Autor des Textes sollte keine eigene Meinung einfließen lassen. Wissenschaftliche Belege für statistische Aussagen sollten angeführt werden.

3.2. Vorgehensweise bei der Literaturrecherche

Über verschiedene Datenbanken wird die Literaturrecherche durchgeführt.

Auf folgende wissenschaftliche Datenbanken wurde im Rahmen der Recherche zurückgegriffen:

- Statistisches Bundesamt

- Google Scholar

- Springer Portal

- Google

Darüber hinaus wurde auf folgenden Plattformen Literatur gesichtet:

- Robert-Koch-Institut
- Bundesgesundheitsblatt

Hier werden Suchbegriffe verwendet, wie: „Übergewicht", „Kinder und Jugendliche", „Bewegungsmangel ", „Gesundheit" „Migrationshintergrund", etc. Die Suchbegriffe werden durch Suchfunktionen, wie „und" oder „*" erweitert oder kombiniert. Für weitere Ergebnisse wird die Schreibweise variiert. Die Suchergebnisse werden hinsichtlich ihrer Themenrelevanz analysiert und gesichtet. Aus der Arbeit mit den ausgesuchten Quellen ergeben sich Verweise auf weitere Quellen oder relevante Suchbegriffe, bzw. Such Portale.

3.3. Übersicht der wichtigsten Literatur für die Hausarbeit

Tabelle 1: Übersicht der wichtigsten Literatur für die Hausarbeit

Autor	Erscheinungs-jahr	Titel	Inhalt
Beisel, T.	2006	Übergewicht und Konsumverhalten. Analyse von Auslösern, internationale Verbreitung und Verhaltenshintergründe sowie der Informationspotenziale von Marktforschungsdaten.	Informationen zur Einordnung, Entstehung und den Folgen von Übergewicht.
Hölling, H. et al.	2012	Die KiGGS-Studie.	Informationen über die KiGGS Studie.
RKI	2006	Erste Ergebnisse der KIGGS-Studie zur Gesundheit von Kindern und Jugendlichen in Deutschland.	Ergebnisse der KiGGS Welle 1.
Lange, D. et al.	2010	Soziale Ungleichheit, Migrationshintergrund, Lebenswelten und Übergewicht bei Kindern und Jugendlichen. Ergebnisse der Kieler Adipositas-Präventionsstudie (KOPS).	Einfluss soziale Ungleichheit und Migrationshintergrund auf Übergewichts-Prävalenz.
RKI	2008	Beiträge zur Gesundheitsberichterstattung des Bundes. Kinder- und Jugendsurvey (KiGGS) 2003–2006: Kinder und Jugendliche mit Migrationshintergrund in Deutschland.	Statistiken rund um den Aspekt: Prävalenz von Übergewicht bei Jugendlichen.
Opper, E.; Wagner, P.	2009	Gesundheitsförderung und Prävention im Kinder- und Jugendsport.	Informationen zu Sport und Bewegung bei Jugendlichen mit Migrationshintergrund.

(eigene Darstellung)

4. Prävalenz von Übergewicht bei Jugendlichen in Deutschland

4.1. Vorstellung relevanter Studien

Für die Erhebungen dieser Hausarbeit wird unter anderem die KiGGS Studie des RKI verwendet.

Die KiGGS Studie ist Bestandteil des Gesundheitsmonitorings des RKI, wodurch repräsentative Daten zur Gesundheitsentwicklung in Deutschland für alle Altersgruppen erhoben werden sollen. Die KiGGS startete 2003 mit der Basiserhebung, bei der 17.641 Kinder und Jugendliche in 167 Städten und Gemeinden in Deutschland im Alter von 0 bis 17 Jahren in Bezug auf ihre körperliche, psychische und soziale Gesundheit befragt wurden. Im Jahr 2009 wurden die in der Basiserhebung gesammelten Gesamtnettostichproben in einer Telefonbefragung wiederaufgenommen und die KiGGS Welle 1 bildete dann das Follow Up der ersten Untersuchung (vgl. Hölling et al., 2012, S. 836ff.). Von den ehemaligen Teilnehmern wurden wieder 12.000 Mädchen und Jungen bis 17 Jahre und über 4000 junge Erwachsene zwischen 18 und 24 befragt. Die gesundheitliche Entwicklung der Befragten kann dabei gut nachvollzogen werden (vgl. RKI, 2014, S. 5). Nachdem die erste Welle 2012 abgeschlossen wurde, begann 2013 die KiGGS Welle 2, bei der die Ergebnisse noch nicht veröffentlicht worden sind. Dabei werden die Probanden befragt und ebenfalls untersucht. Es kamen bei der Basiserhebung und der KiGGS Welle 2 jeweils vier ärztlich geleitete Untersuchungsteams zum Einsatz. Das mit anthropometrischen Messungen aufgebaute Untersuchungsprogramm bestand aus der Messung der Körpergröße, Gewicht, Taillenumfang, Hautfaltendicke, Blutdruck- und Pulsmessung, motorische Fähigkeiten und Fitness, Blutproben, Schilddrüsensonographie und Sehtests (vgl. Hölling et al., 2012, S. 836ff.).

Eine ebenfalls interessante Studie für diese Hausarbeit ist die KOPS. Ist erst einmal Adipositas entstanden, ist es schwierig gegen diese Krankheit wieder anzukämpfen. Daher ist die Prävention von Adipositas notwendig. Die KOPS verfolgt die Ziele, die Determinanten der frühmanifesten Adipositas zu charakterisieren, um dadurch die Adipositasinzidenz bei Kindern und Jugendlichen zu senken. Zwischen 1996 und 2001 wurden im Rahmen dieser Studie 4997 Kinder bei der Schuleingangsuntersuchung im Hinblick auf die biologischen, sozioökonomischen, ernährungs- und verhaltensbedingten Faktoren erfasst (vgl. Czerwinski-Mast et al., 2003, S. 727).

Das Jugendgesundheitssurvey der WHO hat ebenfalls Ergebnisse zum Gesundheitsstand und den Verhaltensweisen von Kindern und Jugendlichen in Deutschland gewonnen. Ziel des Surveys ist es, gesundheitsrelevante Lebensmuster bei Heranwachsenden zu erkennen. Darüber hinaus werden Sozialindikatoren ihrer Alltagswelt aus den Bereichen Familie, Schule, Freundschaft und Freizeit erhoben. Die zentralen Daten sind die Daten zum Gesundheitszustand. Der Jugendgesundheitssurvey in Deutschland ist international in die HBSC-Studie eingebunden, die von der WHO geführt wird (vgl. Hurrelmann et al., 2003, S. 1f.).

4.2. Vergleich der Prävalenz von Übergewicht bei Jugendlichen mit Migrationshintergrund mit der Prävalenz bei Jugendlichen ohne Migrationshintergrund

Laut Untersuchungen liegt die Prävalenz von Übergewicht (> 90. Perzentil) bei Jugendlichen in Deutschland im Jahr 2014 zwischen 10% und 18%. Die Prävalenz von Adipositas (> 97. Perzentil) liegt bei 4-8% der Schüler in Deutschland. Mit Zunahme des Jugendalters, nimmt auch die Prävalenz zu. In den letzten Jahren steigt die Prävalenz von Übergewicht und Adipositas im Kindes- und Jugendalter immer weiter an. Gerade in Industrieländern ist diese Entwicklung stark zu beobachten. Die ersten repräsentativen Ergebnisse bezüglich der Prävalenzzahlen stammen aus der KiGGS-Welle 1. Zu dem Zeitpunkt 2006 waren 15% der Kinder und Jugendlichen übergewichtig und 6,3% litten unter Adipositas. Im Gegensatz zu den Daten aus den Mitte 1980er Jahren hatten sich die Ergebnisse beim Übergewicht um 50% gesteigert und bei den adipösen Heranwachsenden sogar verdoppelt (vgl. Wabitsch, 2014, S. 248).

Eingeteilt in die Altersklassen waren bei den Ergebnissen der KiGGS-Welle 1 18,9 % der 11-13-Jährigen und 17% der 14- 17-Jährigen Mädchen in Deutschland übergewichtig sind, sowie 18,3% der 11-13- Jährigen und 17,2% der 14-17-Jährigen Jungen (vgl. RKI, 2006, S. 29).

Für die weiteren Erkenntnisse über die Prävalenz von Übergewicht bei Jugendlichen mit Migrationshintergrund wird die Ausgangssituation dargestellt. 2014 lebten in Deutschland rund 16,4 Mio. Menschen mit Migrationshintergrund (20,3% der Bevölkerung). Gegenüber dem Vorjahr war dies ein Anstieg von 3%. Dies ist durch die wachsende Zahl der zuwandernden Bevölkerung zu erklären (vgl. Statistisches Bundesamt, 2015, S. 1). Im vergangenen Jahr wurden 476 49 Flüchtlinge registriert. Die meisten von ihnen kamen aus Syrien. Die tatsächliche Anzahl der Flüchtlinge, die in

Deutschland Schutz suchen, soll jedoch bei 1,1 Mio. im letzten Jahr gelegen haben und die Zahlen steigen weiter an (vgl. Süddeutsche Zeitung, 2016, o. S.). Dies bedeutet einen weiteren Anstieg der Menschen mit Migrationshintergrund in Deutschland. Die Förderung von Bewegung und gesunder Ernährung zur Prävention von Übergewicht schon in jungen Jahren, gewinnt somit auch an Bedeutung.

Die KOPS fand heraus, dass Kinder und Jugendliche mit Migrationshintergrund häufiger von Übergewicht betroffen sind, als deutsche Kinder. Sie leben ebenfalls häufiger in Familien mit einem niedrigeren SES. Internationale Studien konnten zeigen, dass die sozialen Unterschiede in Bezug auf die Prävalenz von Übergewicht in den letzten 20 Jahren immer mehr an Bedeutung zunahmen. Zwischen Ernährung, Bewegung und dem sozialen Status existiert häufig ein Zusammenhang. Kinder und Jugendliche aus sozial schwächeren Familien konsumieren häufiger Limonaden, Fast-Food und Weißbrot. Sie essen dahingegen weniger Obst und Gemüse und schauen häufiger Fernsehen. Die soziale Determinante kann also die Entstehung von Übergewicht teilweise erklären. Die KOPS ermittelte, dass 11,7% der untersuchten deutschen Kinder zwischen 6 und 14 Jahren übergewichtig bzw. adipös waren. In der Untersuchung waren nur 9,6% der Probanden Migranten/innen und von diesen sind 20,2% übergewichtig oder adipös gewesen (vgl. Lange et al., 2010, S. 707f.).

Am stärksten sind die Unterschiede zu Nicht- Migranten bei den 7-10-Jährigen (vgl. RKI, 2006, S. 29). „Es zeigt sich, dass Kinder mit niedrigem Sozialstatus und mit Migrationshintergrund etwa zwei- bis dreimal seltener Sport machen als Kinder mit hohem Sozialstatus und ohne Migrationshintergrund." (RKI, 2006, S. 53)

Um die Unterschiede von Jugendlichen mit einem niedrigen SES zu denen mit einem hohen SES festzustellen, ist es entscheidend zu definieren, an welchen Kriterien ein hoher bzw. niedriger SES festgemacht wird.

Bei der KOPS Studie wurde der SES anhand der Schulbildung der Eltern festgemacht. Hatten beide Elternteile keinen oder einen Hauptschulabschluss, wurde der SES als niedrig definiert. Bei einem Elternteil mit Realschulanschluss, galt der SES als mittel und bei einem Elternteil mit Abitur als hoch (vgl. Lange et al., 2010, S. 708).

Der Kinder- und Jugendgesundheitssurvey der KiGGS veröffentlichte Ergebnisse, in denen festgestellt werden konnte, dass sowohl der soziale Status, der häufig in Verbindung mit der Herkunft steht und der Migrationshintergrund Einfluss auf die Prävalenz von Übergewicht bei Kindern- und Jugendlichen in Deutschland nimmt.

Anhand des Diagramms in Anhang I ist zu erkennen, dass die Prävalenz von Übergewicht bei Deutschen aus der unteren Schicht mehr als doppelt so hoch ist, wie bei denjenigen aus der Oberschicht. Bei Menschen mit einem einseitigen Migrationshintergrund ist der Unterschied zwischen Unter- und Oberschicht sogar noch größer. Da liegt es bei den Migranten aus der oberen Schicht bei ca. 7% und bei den Migranten mit einem niedrigen Sozialstatus bei ca. 20%. Bei Menschen mit einem beidseitigen Migrationshintergrund ist die Prävalenz generell am höchsten. Bei denjenigen mit einem hohen Sozialstatus fängt die Übergewichtprävalenz bei ca. 15% an und bei denen mit einem niedrigen sozialen Hintergrund liegt diese bei über 20% (vgl. RKI, 2008, S. 59).

Ein wichtiger Bestandteil für die Prävention von Übergewicht ist die gesunde Ernährung. Fett, Zucker und Kohlenhydrate fördern die Fettentstehung. Deshalb ist eine ausgewogene Ernährung unumgänglich, um bei den betroffenen Jugendlichen ein Normalgewicht zu erreichen.

Das Diagramm in Anhang II zeigt die Verteilung von gesunder Ernährung in Deutschland bezogen auf die Altersgruppen, das Geschlecht und die Herkunft. Im ersten Moment ist erkennbar, dass bei steigendem Lebensalter ins Jugendliche Alter der Index-Wert der gesunden Ernährung bei Jungen und Mädchen abnimmt. Ein Erklärungsansatz wäre, dass mit steigendem Alter die Selbstständigkeit der Essensauswahl ebenfalls steigt. Die Jugendlichen essen häufiger unterwegs, in der Schule oder mit Freunden und es gibt nicht mehr so regelmäßig Mahlzeiten im Elternhaus. Generell ernähren sich Mädchen sowohl im Kindes-, als auch im Jugendalter gesünder als Jungen. Anhand der Herkunft können auch Differenzen bei der Ernährung festgestellt werden (Fokus: jugendliches Alter). Bei den Jungen ernähren sich die türkischen Migranten am gesündesten, wohingegen sich die russland-deutschen Migranten am ungesündesten ernähren. Die deutschen Jungen liegen in der Mitte der Auswertung. Bei den Mädchen ernähren sich die deutschen Mädchen am gesündesten und kurz dahinter stehen die sonstigen Migrantinnen. Die russland-deutschen Migrantinnen ernähren sich auch am ungesündesten und danach kommen die türkischen Mädchen (vgl. RKI, 2008, S. 47).

In Stuttgart wurde 2008 bei der Einschulungsuntersuchung ein Test bezüglich des Gewichts der Kinder durchgeführt. Die Ergebnisse zeigt die Tabelle in Anhang III. Im jungen Alter von 6 Jahren waren damals bereits 4,9% der deutschen Kinder übergewichtig. Die höchsten Werte erreichten die türkischen Kinder mit 11,7% übergewichtigen und 13% adipösen Kindern. Ebenfalls hoch lagen die Quoten der italienischen, griechischen und serbisch-kroatischen Kinder. Die Werte bei den Mädchen lagen meist etwas niedriger als bei den Jungen derselben Herkunft. Weniger übergewichtige Kinder gab es in den Familien aus dem französischen und englischen Raum. Für Adipositas gelten ähnliche Vergleichsdaten (vgl. Winkler; Erb, 2008, S. 595).

Jedoch zeigt das Diagramm in Anhang IV, dass trotz der hohen Prävalenz von Übergewicht bei Kindern und Jugendlichen, vor allem bei denjenigen mit Migrationshintergrund, viele Eltern ihre Kinder als „zu dünn" einschätzen (vgl. RKI, 2008, S. 63). Nur etwa die Hälfte der türkischen Eltern empfinden das Körpergewicht ihrer Kinder als optimal. Etwa ein Viertel schätzt sie als zu dünn ein. Ebenfalls häufig für zu dünn halten ihre Kinder Eltern aus den arabisch-islamischen Ländern (25%) und aus den ehemaligen SU-Staaten (22,4%). Diese Beurteilungen durch die Eltern liegen merklich über denen der deutschen Familien (16,8%). Es werden in der Grafik geschlechtsabhängige Differenzen sichtbar. Jungen werden häufiger als Mädchen als zu dünn angesehen. Die Bewertung „zu dünn" fällt nur bei den Mädchen aus der Türkei (25,8%) und den arabisch-islamischen Ländern (21%) auf. Bei den Jungen liegen die Anteile mehrerer Herkunftsländer deutlich über Deutschland (19,5%). Dazu zählen Polen (28,6%), die ehemalige Sowjetunion (27,6%), die Türkei (25,7%) und die arabisch-islamischen Länder (28,5%). Daraus lässt sich schließen, dass in anderen Ländern z.B. der Türkei ein anderes kulturspezifisches Körperbild vorherrscht. Denn häufig schätzen die Eltern ihre Kinder trotz Normalgewicht als zu dünn ein (vgl. RKI, 2008, S. 62f.).

5. Risikofaktor: Bewegungsmangel bei Jugendlichen

5.1. Auswirkungen von Bewegungsmangel auf die Gesundheit Jugendlicher

Die Gründe für Bewegungsmangel können vielseitig sein. Es gibt beispielsweise psychische Hemmungen durch Angst, Unselbstständigkeit oder fehlende Motivation. Es können auch äußere Umstände den Bewegungsmangel verursachen, wenn beispielsweise das Sportangebot an Schulen nicht ausgestaltet ist oder sich die Jugendlichen an eine andere Freizeitbeschäftigung wie der Videokonsole gewöhnt haben. Bereits vorhandenes Übergewicht kann der Beginn eines Teufelskreises sein, aus dem es schwer ist, wieder auszubrechen. Durch das hohe Gewicht fällt die körperliche Aktivität den Jugendlichen sehr viel schwerer. Darüber hinaus fühlen sie sich eventuell noch sozial isoliert durch ihr Gewicht und finden damit den Einstieg in eine höhere sportliche Betätigung eher selten. Auch die veränderten Bedingungen in der Gesellschaft tragen zu weniger Bewegung im Kindesalter und der Jugend bei. So fehlen durch die steigende Zahl der Einzelkind-Familien häufig die Geschwister als Spielpartner. Durch die Vielzahl neuer Spielzeuge, vor allem elektronischer Geräte, wird das eigene Zimmer attraktiver als die „Straße", das Jugendzentrum, etc. Durch Bewegungsmangel bleibt der Körper nicht mehr leistungsfähig. Daher besagt das Sprichwort auch: Wer rastet, der rostet. Mangel an Bewegung führt häufig zu Übergewicht, wodurch wiederum gesundheitliche Schäden entstehen können. Wenig körperliche Aktivität kann auch weitere Folgeschäden mit sich bringen. Die Wirbelsäule wird geschädigt und Haltungsschäden, Entmineralisierung, verringerte Bruchfestigkeit der Knochen und weitere Schäden resultieren daraus. Vor allem wirkt sich Bewegungsmangel auf die kardiovaskulären und –pulmonalen Bereiche des Körpers aus. Das Schlagvolumen, die Herzgröße und Blutvolumen nehmen ab. Es entsteht eine hohe Pulsfrequenz, trotz wenig Bewegung. Das Risiko eines Herzinfarktes steigt an (vgl. Abraham, 2007, S. 8f.).

Besonders im Kindes- und Jugendalter ist Bewegung ein wichtiger Bestandteil der körperlichen Entwicklung. Kinder lernen durch Bewegung erstmals ihre Umwelt kennen, erfahren und erfassen das, was sie umgibt. Durch Bewegung kann der neudimensionierte Körper im Wachstumsprozess wahrgenommen und erkundet werden. Jede Fachdisziplin (Prävention, Sportmedizin, etc.) bewertet die Bedeutung von Bewegung anders. Wie viel Bewegung für eine gesunde Entwicklung genau notwendig ist, kann derzeit nicht beantwortet werden (vgl. Graf; Dordel, 2007, S. 63).

Es existieren fünf motorische Hauptbeanspruchungsformen. Dazu zählen:

1. Ausdauer
2. Kraft
3. Flexibilität
4. Koordination
5. Schnelligkeit

Diese verschiedenen Formen der Bewegung sind entscheidend für die Umwandelung von chemischer in mechanische Energie im Körper. Denn die Grundlage jeder Bewegung ist die Muskelkontraktion (vgl. Graf; Rost, 2005, S. 3).

Bei der Ausdauer wird unterschieden zwischen lokaler Ausdauer (1/6 der Muskelmasse aktiv) und allgemeiner Ausdauer (mehr als 1/6 der Muskelmasse aktiv). Die

Ausdauerfähigkeit wird durch die maximale Sauerstoffaufnahme definiert (im aeroben Bereich). Dabei spielen das Herz-Kreislaufsystem und die Verbrennungssysteme in der Muskulatur mit (vgl. Graf; Rost, 2005, S. 3f.). Eine gute Ausdauer bedeutet ebenfalls ein gut funktionierendes Herz-Kreislauf-System.

In der Pubertät kommt es durch die Konzentration der Sexualhormone (vor allem Testosteron) zu einer Ausreifung der Muskulatur. Bei Jungen stärker, als bei Mädchen. Die Kraft weist auch auf eine verbesserte intra- und intermuskuläre Koordination hin (vgl. Graf; Dordel, 2007, S. 66).

Die Flexibilität ist die Gelenkigkeit, die auch in einfachen Alltagssituationen, z.B. Schnürsenkel binden gebraucht wird (vgl. Graf; Rost, 2005, S. 6). Im Kindes- und Jugendalter ist die Flexibilität durch die elastischeren Sehnen und Bänder größer als im Erwachsenenalter. Trotzdem muss sie auch in jungen Jahren schon gefördert werden, damit sich die Sehnen/Bänder nicht verkürzen und zur Ungelenkigkeit führen. Im Alter kann dadurch zu erheblichen Schwierigkeiten in der Alltagsbewältigung kommen und die Verletzungsgefahr bei Stürzen, etc. ist größer.

Koordination beschreibt das Zusammenspiel von zentralem Nervensystem und Skelettmuskulatur. Koordinative Fähigkeiten müssen bereits im Kindesalter gelernt werden. Sie verfeinern die Bewegungsausführung durch das Beherrschen von z.B. Orientierungs- und Gleichgewichtsfähigkeiten. Später im Erwachsenenalter ist es schwer, die Koordination nach zu lernen, denn „was Hänschen nicht lernt, lernt Hans nimmermehr." In der Jugendphase können die motorischen Leistungsfähigkeiten auch durch Wachstumsschübe verschlechtert werden. Daher ist es wichtig die Fähigkeiten durchgängig zu fördern. Auch die Schnelligkeit in der Bewegungsausführung schützt zum Beispiel vor Stürzen. Sie ist am stärksten ausgeprägt zwischen dem 15. und 17. Lebensjahr bei Mädchen und dem 20. und 22. Lebensjahr bei Jungen (vgl. Graf; Dordel, 2007, S. 64ff.).

5.2. Bewegungsmangel bei Jugendlichen mit Migrationshintergrund

Ungefähr 40% der Kinder und Jugendlichen zwischen 12 und 18 Jahren finden heutzutage keinen Zugang zur sportlichen Betätigung. Neben Übergewicht sind auch Schwächen des Herz-Kreislauf-Systems und Haltungsdefizite Folgen von Bewegungsmangel (vgl. Noack, 2014, S. 3). Zur Förderung von Bewegung existieren bereits Angebote, auch für Kinder und Jugendliche mit Migrationshintergrund. Beispielsweise hat die BZgA in Zusammenarbeit mit dem Verband für Interkulturelle

Arbeit Maßnahmen zur gesunden Ernährung, Bewegung und Entspannung in Jugendfreizeiteinrichtungen entwickelt. Für Jugendliche mit und ohne Migrationshintergrund besteht dort ein gleiches Angebot, wie z.b. das gegenseitige Vermitteln kultureller Hintergründe und den Essgewohnheiten anderer Länder. Bei Bewegungsangeboten wie Tanzen oder Klettern werden die Gruppen jedoch nach ethnischer Herkunft und Geschlecht getrennt. Bei der Aktion „Unterwegs nach Tutmirgut" werden nicht nur deutsche Lebensgewohnheiten thematisiert, sondern die bei Migranten/innen verbreiteten Ansichten in Bezug auf die Küche, Körpergefühl und körperliche Aktivität werden ebenfalls berücksichtigt (vgl. Böhmer, 2009, S. 28).

Bisherige Studien zeigten, dass Jugendliche mit Migrationshintergrund in Leistungstests bezüglich der motorischen Fähigkeiten schlechter abschnitten als deutsche Kinder und Jugendliche. Zu den ganzkörperlichen Testaufgaben zählten Liegestütz, Einbeinstand, Fahrradausdauer, etc. Schwächer abgeschnitten haben vor allem die Mädchen. Auch beim Reaktionstest zeigten die Jugendlichen ohne Migrationshintergrund bessere Ergebnisse. Studien konnten ebenfalls nachweisen, dass die Herkunft Einfluss auf die Wahrscheinlichkeit der Mitgliedschaft in einem Sportverein bei Jugendlichen zeigt. (vgl. Opper; Wagner, 2009, S. 24ff.). „So sind 46% der Jungen und 28% der Mädchen mit Migrationshintergrund Mitglied in einem Sportverein. Dagegen beläuft sich die Mitgliederquote bei den Jungen und Mädchen ohne Migrationshintergrund auf 66% bzw. 56%." (Opper; Wagner, 2009, S. 26)

Außerhalb der Vereinsmitgliedschaft hat vor allem der soziale Status Einfluss auf die sportliche Aktivität der Jugendlichen. Die Wahrscheinlichkeit, dass Kinder und Jugendliche in ihrer Freizeit unorganisiert sportlich aktiv sind, ist bei niedrigem Sozialstatus um 44% geringer im Vergleich zu denen mit höherem sozialen Status. Dieses Phänomen zeigt sich sowohl bei Jungen, als auch bei Mädchen (vgl. Opper; Wagner, 2009, S.27). „54% der Jungen und 49% der Mädchen mit niedrigem Sozialstatus sind in ihrer Freizeit außerhalb des Vereins sportlich aktiv. Von den gleichaltrigen Jungen und Mädchen mit hohem Sozialstatus sind mit 65% immerhin zwei Drittel in ihrer Freizeit auch außerhalb des Vereins sportlich aktiv." (Opper; Wagner, 2009, S. 27) Vor allem Jugendliche aus türkisch stämmigen Familien zeigen eine geringe körperliche Aktivität. Dies betrifft insbesondere die Mädchen. Als Ursache kann eine Umstellung der Umwelt möglich sein. Von der gewohnten ländlichen Umgebung der Heimat in die städtische Lebensweise, zieht häufig Ernährungsumstellungen zu mehr kohlenhydrat- und fettreicher Ernährung, sowie

Bewegungsmangel mit sich. Forschungen konnten zeigen, dass die Verbesserung der Blutwerte bei türkischen Frauen, die unter Diabetes mellitus 2 leiden sich bei langen Aufenthalten in der Türkei eher verbessern, als bei der medizinischen Betreuung in Deutschland (vgl. Knipper; Bilgin, 2009, S. 43).

5.3. Auswirkungen sozialer Ungleichheiten bei Jugendlichen auf das Gesundheitsverhalten

In vielen Untersuchungen konnte bisher gezeigt werden, dass der sozioökonomische Status eng verbunden ist mit der Gesundheit einer Person. Es zeichnet sich häufig eine lineare Abhängigkeit zwischen sozialer Ungleichheit und Gesundheit: desto geringer der Sozialstatus, desto höher die Wahrscheinlichkeit der Morbidität. Kinder und Jugendliche sind den sozialen Verhältnissen, in denen sie aufwachsen mehr oder weniger ausgeliefert. Aber gerade diese bestimmen weitestgehend die körperliche, seelische, geistige und soziale Entwicklung (vgl. Richter, 2005, S. 9). Die Studie des RKI zur „gesundheitlichen Ungleichheit bei Kindern und Jugendlichen in Deutschland" fand heraus, dass die sportliche Inaktivität bei Jugendlichen zwischen 11 und 17 Jahren mit niedrigem sozialen Status deutlich höher ist. Bei den Jungen mit geringem Sozialstatus liegt die Rate bei 10,3% im Gegensatz 8,9% bei Jungen mit hohem sozialen Status. Gravierender sind die Unterschiede bei den Mädchen: 28,1% der Mädchen mit niedrigem Sozialstatus sind körperlich inaktiv. Im Vergleich zu den 15,8% der Mädchen mit hohem Status sind dies sehr viele (vgl. RKI, 2010, S. 33). Forschungen zeigen, dass Familien mit einem Migrationshintergrund häufiger von einem niedrigen sozialen Status betroffen sind, als Nicht-Eingewanderte Familien (vgl. Roth; Terhart, 2008, S. 7f.). Die Unterschichtung durch Migration wird in Deutschland deutlich und wirkt sich auch auf den Bildungsstatus der Migranten/innen aus. 14 % der 25- bis 65-Jährigen aus eingewanderten Familien haben keinen Schulabschluss und 43 % verfügen über keine abgeschlossene Berufsausbildung. 41 % sind als Arbeiter/innen angestellt, 12 % verdienen ihr Einkommen durch Minijobs und 13 % sind erwerbslos. Diese Anteile sind jeweils mindestens doppelt so hoch wie unter den Einheimischen (vgl. Geißler, 2012, S. 15). „Dies hängt aber weniger mit der individuellen Leistungsfähigkeit von Einwanderinnen und Einwanderern generell zusammen, als vielmehr mit den spezifischen Ausgangsbedingungen." (Pielage et al., 2012. S. 7) Diese beziehen sich vor allem auf die sozialen und Bildungsvoraussetzungen der Elterngeneration, der institutionellen Ausgestaltung von Bildung, Ausbildung und Arbeitsmarkt, sowie dem Verständnis von Integrationspolitiken insgesamt (vgl. Pielage et al., 2012, S. 7f.).

6. Maßnahmen zur Förderung von Bewegung bei Jugendlichen mit Migrationshintergrund im Setting Schule

6.1. Vorteile der Anwendung von bewegungsfördernden Maßnahmen für Jugendliche im Setting Schule

Europaweit hat sich das Setting Schule als führender Ansatz in der Gesundheitsförderung durchgesetzt, denn es verbindet Gesundheit und Bildung. Mit der Förderung im Setting Schule kann einer ganzen Schulgemeinschaft der verantwortungsbewusste Umgang mit ihrer Gesundheit und der ihrer Mitschüler beigebracht werden. Die Schule hat als Organisation einen relevanten Einfluss auf die Gesundheit der an ihre lehrenden und lernenden Menschen, der über den Erziehungs- und Bildungsauftrag hinausgeht. Gesundheit ist ja im Sinne der Leistungsfähigkeit auch ein wichtiger Bestandteil für den erfolgreichen Verlauf des Bildungsweges. Andersrum ist Bildung eine gute Grundlage für ein gesundheitsbewusstes Verhalten, Einstellungen, Wissen und Überzeugungen (Health Literacy). Somit ergeben sich zwei Aufträge für das Setting Schule:

1. Qualifizierung von Bildung durch Gesundheit.
2. Qualifizierung von Gesundheit durch Bildung (vgl. Paulus, 2002, S. 970f.).

Die schulische Gesundheitsförderung ist einer ständigen Konjunktur ausgesetzt. Zurzeit wächst der Druck auch seitens des Kultusministeriums, die Gesundheitsförderung in den Schulen zu verankern. Die Schule scheint als Setting-Ansatz ideal. Die Maßnahmen können in der direkten Lebenswelt der Kinder und Jugendlichen umgesetzt werden. Nach dem Elternhaus ist die Schule der Ort, an dem sich die Heranwachsenden am meisten aufhalten. Die Schulpflicht versichert, dass die Kinder und Jugendlichen unabhängig von ihrer Herkunft über viele Jahre erreichbar sind. In Studien konnte gezeigt werden, dass einige Umstande in Schulen teilweise zu gesundheitlichen Belastungen führen, weshalb es gerade deshalb wichtig ist, an dem Punkt anzusetzen und die Gesundheitsförderung zu integrieren. Dazu zählen mehrere Aspekte: Das Schüler-Lehrer-Verhältnis, das Klassenklima, das Gesundheitswissen, die sportliche Aktivität, die Entspannung und die gesunde Ernährung. Die Einführung dieser Maßnahmen führt dazu, dass gesunde Kinder besser lernen und ein gutes Klima in der Schule sich positiv auf die Entwicklung der Kinder und die Lehrergesundheit auswirkt (vgl. Storck et al., 2010, S. 168).

6.2. Handlungsempfehlungen für Schulen in Bezug auf das Bewegungsangebot für Jugendliche mit Migrationshintergrund

Die BZgA hat bereits ein Projekt eingeleitet für Jugendliche zwischen 12 und 18 Jahren: GUT DRAUF. Es verfolgt das Ziel, dass Jugendliche sich in ihrem Stadtteil, bzw. an Orten, an denen sie sich oft aufhalten (wie auch die Schule) ein gesundes Verpflegungsangebot und verschiedene Bewegungsmöglichkeiten vorfinden. Um Jugendliche mit Migrationshintergrund zu erreichen, hat die BZgA mit dem Verband für Interkulturelle Arbeit zusammengearbeitet. Bisher wird das Projekt in den zertifizierten Modellregionen Berlin, Duisburg und München durchgeführt. Für Jugendliche mit und ohne Migrationshintergrund besteht dort ein gleiches Angebot, wie z.B. das gegenseitige Vermitteln kultureller Hintergründe und den Essgewohnheiten anderer Länder. Bei Bewegungsangeboten wie Tanzen oder Klettern werden die Gruppen jedoch nach ethnischer Herkunft und Geschlecht getrennt (vgl. Böhmer, 2008, S. 27f). Das Projekt der BZgA bietet einen guten Ansatzpunkt für Schulen in Bezug auf das Bewegungsangebot für ihre Schüler. Es verbindet gemeinsame Angebote zum Kennenlernen neuer Kulturen und damit zur Knüpfung neuer Freundeskreise mit individuellen Angeboten, die sich auf spezielle Kulturen konzentrieren und in denen die Jugendlichen sich „in ihrem Kreis" bewegen können.

Eine Möglichkeit für Schulen zur Abschätzung der Intensität und Häufigkeit der Bewegung ihrer Schüler, bietet die Tabelle in Anhang V.

Anhand dieser Tabelle in Anhang V können die Schulen einschätzen, ob sie die Möglichkeit bieten, dass sich die Kinder und Jugendlichen am Tag mindestens 30 Minuten sehr intensiv und 60 Minuten in relativer Anstrengung bewegen. Wenn Schulen ein Bewegungsangebot kreieren, ist es entscheidend, dass sie die Interessen der Kinder und Jugendlichen kennen und die Angebote daraufhin auslegen. So wird beispielsweise eine Lauf-AG weniger gut besucht sein, als beispielsweise die Fußball- und Basketball-AG. Genauso wird die Squaredance-AG weniger Nachfrage haben, als die Hip-Hop und Breakdance-AG. Auch die Person, die die AG leitet, ist ein entscheidender Faktor für die Beteiligung der Schüler an den Angeboten. Es liegt nahe, dass die Schüler außerhalb des Unterrichts es vorziehen bei älteren Jugendlichen oder bei sportlichen Vorbildern von ihnen an der AG teilzunehmen und nicht bei ihrem eigenen Lehrer/in, den sie bereits vorher zum Beispiel in Mathematik hatten. Daher ist es sinnvoll auch externe Leute als Anbieter von Bewegungsangeboten heranzuziehen und dafür die nötigen Fördermittel von der Stadt zu beantragen. Auch AG-Leiter/innen,

18

die selbst einen Migrationshintergrund haben, können die Motivation der Schüler steigern sich aktiv an der AG zu beteiligen. Sie können als Vorbild gesehen werden und die Schüler mit Migrationshintergrund fühlen sich eventuell kulturell zu ihnen verbunden und mehr beheimatet. Die Teilnahme an mindestens einem Bewegungsangebot sollte für die Schüler verpflichtend sein. Es gibt zwar bereits Schüler, die in ihrer Freizeit viel Sport treiben. Jedoch ist die Gefahr, dass viele von den Schülern gar keinen Sport treiben größer, als dass einige Schüler zu viel körperlich aktiv sind.

Auch die Eltern der Jugendlichen sollten über die hohe Prävalenz von Übergewicht und deren gesundheitliche Folgen an den Elternabenden informiert werden. Die Jugendlichen wachsen in einem Umfeld auf, dass sie selbst nicht bestimmen können. Daher wissen sie häufig selbst gar nicht, dass sie sich zu wenig bewegen. Es ist wichtig, dass die Eltern, genauso wie die Jugendlichen sich ein gewisses Gesundheitswissen aneignen, um ihr Verhalten und dass ihrer Kinder in Bezug auf ihre Gesundheit gut einschätzen können. Dadurch sollen die Maßnahmen aus der Schule, die sich positiv auf das Gesundheitsverhalten auswirken auch in den Alltag zuhause integriert werden. Um die sportliche Aktivität der Jugendlichen außerhalb der Schule nachhaltig zu fördern, bietet sich der Sportverein an. An Aktionstagen in der Schule können Vertreter der örtlichen Sportvereine eingeladen werden, um die Sportangebote vorzustellen, die Schüler diese ausprobieren zu lassen und sie für ein Angebot zu motivieren. Die Schule ist in diesem Sinne ein Vermittlungspartner, der den Kontakt für die Jugendlichen zu den Vereinen erleichtert.

Alleine das Bewegungsangebot zu erweitern, wird nicht zwangsläufig zu einer Abnahme der Prävalenz übergewichtiger Jugendlicher an der Schule führen. Darüber hinaus, sollte ebenfalls die Schulkantine mit gesunden, jedoch nicht überteuerten Lebensmitteln ausgestattet werden. Ebenfalls sollten Qualitätssicherungsaspekte bezüglich des Lehrer-Schüler-Verhältnisse, der Schüler-Schüler-Verhältnisse und der Vermittlung von Gesundheitswissen eingeführt werden.

7. Schlussbetrachtung

In der Ausarbeitung konnte gezeigt werden, dass durch Übergewicht auch bereits bei Jugendlichen erhebliche gesundheitliche Schäden entstehen können. Diese führen über psychische Probleme bis hin zu Haltungsschäden, Stoffwechselerkrankungen und kardiovaskulären Erkrankungen. Besonders in der Entwicklungsphase sollte auf eine Vermeidung von Übergewicht geachtet werden, um spätere Folgeschäden präventiv entgegenzuwirken und die Entwicklung des Jugendlichen nicht zu beeinträchtigen. In Deutschland leben eine hohe Anzahl von Jugendlichen aus Familien mit Migrationshintergrund. Die Zahl der ausländischen Bevölkerung wird aufgrund der hohen Zuwanderungsraten weiter ansteigen.

Die Untersuchungen in der Hausarbeit ergaben, dass gerade viele Jugendliche mit Migrationshintergrund von Übergewicht betroffen sind. Dieses wird häufig durch Bewegungsmangel in Verbindung mit ungesunder Ernährung ausgelöst. So zeigten Auswertungen, dass die Jugend in Deutschland generell zu wenig Sport betreibt und dass besonders ausländische Kinder und Jugendliche in sportlichen Leistungstests, sowie der Teilnahme an vereinssportlichen Aktivitäten schlechter abgeschnitten haben als deutsche Kinder und Jugendliche. Auch der soziale Status hat nachweislich einen Einfluss auf die Prävalenz von Übergewicht bei Jugendlichen. Desto geringer der soziale Status, desto höher die Wahrscheinlichkeit für Morbidität und desto geringer die körperliche Aktivität der Jugendlichen im Durchschnitt. Die Ergebnisse der KiGGS Studie zeigten, dass bei Jugendlichen mit einem beidseitigen Migrationshintergrund die Prävalenz generell am höchsten ist. Bei denjenigen mit einem hohen Sozialstatus liegt die Übergewichtprävalenz bei ca. 15% (im Gegensatz zu ca. 9% bei den Deutschen) und bei denen mit einem niedrigen sozialen Hintergrund liegt diese bei über 20% (vgl. RKI, 2008, S. 59). Aus diesen Gründen ist es entscheidend, Maßnahmen einzuleiten, um die Entstehung von Übergewicht bei Heranwachsenden, gerade bei der Risikogruppe „Jugendliche mit Migrationshintergrund", vorzubeugen. Dafür eignet sich das Setting Schule, da die Kinder und Jugendlichen mit und ohne Migrationshintergrund gemeinsam anzutreffen sind, da sie dort die meiste Zeit des Tages verbringen und da dort Bildung und Gesundheit verknüpft werden können. Folgende Handlungsempfehlungen haben sich für die Schulen ergeben:

Bewegungsangebote schaffen, die

- für die Schüler verpflichtend sind

- die ihre Interessen der Schüler wiederspiegeln

- die von Personen geleitet werden, die die Schüler als Vorbild sehen

- die Schüler aus verschiedenen Kulturen näher zusammenbringen

- Gesundheitswissen vermitteln

- auch externe Anbieter als Kontakt für Jugendliche zu außerschulischen Sportangeboten einbinden

- auch die Eltern informieren, damit das gesundheitsbewusste Verhalten ebenfalls Zuhause umgesetzt wird.

8. Literaturverzeichnis

Abraham, A. (2007). *Übergewicht und Bewegungsmangel- eine empirische Untersuchung zum Thema gesunde Ernährung und körperliche Aktivität.* E-Book: Grin Verlag.

Beisel, T. (2006). *Übergewicht und Konsumverhalten. Analyse von Auslösern, internationale Verbreitung und Verhaltenshintergründe sowie der Informationspotenziale von Marktforschungsdaten.* Hamburg: Diplomica GmbH.

Böhmer, M. (Beauftragte der Bundesregierung für Migration, Flüchtlinge und Integration) (2008). *Gesundheit von Kindern und Jugendlichen in Familien mit Migrationshintergrund.*
https://www.bundesregierung.de/Content/Infomaterial/BPA/IB/2009-12-01-gesundheit-kinder-und-jugendliche.pdf?__blob=publicationFile&v=9 (05.05.2106).

Czerwinski-Mast, M. et al. (2003). *Kieler Adipositaspräventionsstudie (KOPS) Konzept und erste Ergebnisse der Vierjahres-Nachuntersuchungen.* Bundesgesundheitsblatt - Gesundheitsforschung – Gesundheitsschutz, 46 (9), S. 727-731.

Deutsch, J.; Schnekenburger, F. (2011). *Pädiatrie und Kinderchirurgie für Pflegeberufe.* Stuttgart: Georg Thieme Verlag.

Geißler, R. (2012). *Verschenkte Bildungsressourcen durch Unterschichtung und institutionelle Defizite. Der Beitrag des vertikalen Paradigmas zur Erklärung und zum Verständnis der Bildungsungleichheit im Kontext von Migration.* In: Pielage, P.; Pries, L.; Schultze, G. (Hrsg). (2012). *Soziale Ungleichheit in der Einwanderungsgesellschaft. Kategorien, Konzepte, Einflussfaktoren.* WISO Diskurs. http://library.fes.de/pdf-files/wiso/09198.pdf (20.04.2016).

Graf, C.; Dordel, S. (2007). *Körperliche Aktivität und Bewegungsmangel.* In: Graf, C.; Dordel, S.; Reinehr, T. (2007). Bewegungsmangel und Fehlernährung bei Kindern und Jugendlichen. Prävention und interdisziplinäre Therapieansätze bei Übergewicht und Adipositas. Köln: Deutscher Ärzte-Verlag, S. 63-80.

Graf, C.; Rost, R. (2005). *Physiologische Grundlagen.* In: Rost, R. (2005). Sport- und Bewegungstherapie bei Inneren Krankheiten. Lehrbuch für Sportlehrer, Übungsleiter, Physiotherapeuten und Sportmediziner. Köln: Deutscher Ärzte-Verlag, S. 3-76.

Grau, P. (2003). *Übergewichtige Kinder. Ursachen und Folgen – Prävention und Behandlung.* Horneburg: Persen Verlag.

Greber-Platzer, S. (2014). *Massive Adipositas im Kindes- und Jugendalter.* In: Pädiatrie und Pädologie, 49 (3). Wien: Springer Verlag, S. 14-19.

Günster, C.; Klose, J. Schmacke, N. (2011). *Versorgungsreport 2011. Schwerpunkt: Chronische Erkrankungen.* Stuttgart: Schattauer.

Hölling, H. et al. (2012). *Die KiGGS-Studie. Bundesweit repräsentative Längs- und Querschnittstudie zur Gesundheit von Kindern und Jugendlichen im Rahmen des Gesundheitsmonitorings am Robert Koch-Institut.* Bundesgesundheitsblatt - Gesundheitsforschung – Gesundheitsschutz, 5 (6), S. 836-842.

Hurrelmann, K. et al. (2003). *WHO-Jugendgesundheitssurvey – Konzept und ausgewählte Ergebnisse für die Bundesrepublik Deutschland.* http://www.kinderumweltgesundheit.de/index2/pdf/gbe/6156_1.pdf (27.04.2016).

Knipper, M.; Bilgin, Y. (2009). *Migration und Gesundheit.* Berlin: Konrad-Adenauer-Stiftung.

Krönner, H. (2009). *Fachkräfte mit Migrationshintergrund in der Sozialen Arbeit. Grenzen und Chancen von zugewanderten SozialarbeiterInnen in Deutschland.* Hamburg: Diplomica Verlag.

Lange, D. et al. (2010). *Soziale Ungleichheit, Migrationshintergrund, Lebenswelten und Übergewicht bei Kindern und Jugendlichen. Ergebnisse der Kieler Adipositas-Präventionsstudie (KOPS).* Bundesgesundheitsblatt - Gesundheitsforschung – Gesundheitsschutz, 53 (7), S. 707-715.

Morgenthal, M. (2010). *Adipositas bei Kindern und Jugendlichen. Studienarbeit.* Norderstedt: Grin Verlag.

Noack, S. (2014). *Gesundheitsförderung für alle: Kann die körperliche Fitness von Kindern und Jugendlichen nachhaltig verbessert werden?* Hamburg: Diplomica Verlag.

Opper, E.; Wagner, P. (2009). *Gesundheitsförderung und Prävention im Kinder- und Jugendsport.* http://www.dji.de/fileadmin/user_upload/bibs/13_KJB_Expertise_Opper_Wagner_Jugendsport.pdf (28.04.2016).

Paulus, P. (2002). *Gesundheitsförderung im Setting Schule.* Bundesgesundheitsblatt - Gesundheitsforschung – Gesundheitsschutz, 45 (12), S. 970-975.

Petermann, F.; Warschburger, P. (2007). *Übergewicht. Informationen für Betroffene, Eltern, Lehrer und Erzieher.* Göttingen et al.: Hogrefe Verlage.

Pielage, P.; Pries, L.; Schultze, G. (Hrsg). (2012). *Soziale Ungleichheit in der Einwanderungsgesellschaft. Kategorien, Konzepte, Einflussfaktoren.* WISO Diskurs. http://library.fes.de/pdf-files/wiso/09198.pdf (20.04.2016).

Reinehr, T.; Wabitsch, M. (2010) *Sinnvolle Diagnostik bei Adipositas.* In: Hiort, T.;
Danne, O.; Wabitsch, M. (2010). Pädiatrische Endokrinologie und Diabetologie. Berlin,
Heidelberg: Springer Verlag.

Richter, M. (2005). *Gesundheit und Gesundheitsverhalten im Jugendalter. Der Einfluss
sozialer Ungleichheit.* Wiesbaden: Springer Fachmedien.

RKI (2008). *Beiträge zur Gesundheitsberichterstattung des Bundes. Kinder- und
Jugendsurvey (KiGGS) 2003–2006: Kinder und Jugendliche mit Migrationshintergrund
in   Deutschland.*
https://www.rki.de/DE/Content/Gesundheitsmonitoring/Gesundheitsberichterstattung/G
BEDownloadsB/KiGGS_migration.pdf?__blob=publicationFile (02.05.2016).

RKI (2010). *Beiträge zur Gesundheitsberichterstattung des Bundes. Gesundheitliche
Ungleichheit bei Kindern und Jugendlichen in Deutschland.* Berlin: RKI.
http://www.rki.de/DE/Content/Gesundheitsmonitoring/Gesundheitsberichterstattung/G
BEDownloadsB/soz_ungleichheit_kinder.pdf;;jsessionid=933EB43BE2045ED551A58
A2CBF823E82.2_cid372?__blob=publicationFile (11.04.2016).

RKI (2013). *Beiträge zur Gesundheitsberichterstattung des Bundes. Referenzperzentile
für anthropometrische Maßzahlen und Blutdruck aus der Studie zur Gesundheit von
Kindern und Jugendlichen in Deutschland (KiGGS). 2. erw. Aufl.*
https://www.rki.de/DE/Content/Gesundheitsmonitoring/Gesundheitsberichterstattung/G
BEDownloadsB/KiGGS_Referenzperzentile.pdf?__blob=publicationFile (27.04.2016).

RKI (2006). *Erste Ergebnisse der KIGGS-Studie zur Gesundheit von Kindern und
Jugendlichen in Deutschland.* Berlin: RKI.
https://www.rki.de/DE/Content/Gesundheitsmonitoring/Studien/Kiggs/Basiserhebung/E
r gebnisbroschüre.pdf?__blob=publicationFile (12.04.2016).

RKI (2014). *KIGGS. Die Gesundheit von Kindern und Jugendlichen in Deutschland - 2013.* http://www.kiggs-studie.de/fileadmin/KiGGS-Dokumente/kiggs_tn_broschuere_web.pdf (19.04.2016).

Roth, H.-J.; Terhart, H. (2008). *Kinder und Jugendliche mit Migrationshintergrund. Ihre Lebenssituation in Deutschland.* http://www.br-online.de/jugend/izi/deutsch/publikation/televizion/21_2008_1/roth_terhart.pdf (12.04.2016).

Schorp, F.; Helmert, U. (2011). *Kritische Betrachtung zur Verwendung des Body-Mass-Index.* In: Zwick, M.; Deuschle, J.; Renn, O. (Hrsg.). Übergewicht und Adipositas bei Kindern und Jugendlichen. Wiesbaden: Springer Fachmedien.

Statistisches Bundesamt (2015). *Zahl der Zuwanderer in Deutschland so hoch wie noch nie.* https://www.destatis.de/DE/PresseService/Presse/Pressemitteilungen/2015/08/PD15_27 7_122pdf.pdf?__blob=publicationFile (05.05.2016).

Storck, C.; Dupreé, T.; Bölsckei, P. (2010). *Schulische Gesundheitsförderung für sozial benachteiligte Kinder am Beispiel der Klasse 2000.* In: Kirch, W.; Middeke, M.; Rychlik, R. (2010). Aspekte der Prävention. Stuttgart, New York: Georg Thieme Verlag, S. 166-175.

Süddeutsche Zeitung (2016). *So viele Flüchtlinge kamen 2015 nach Deutschland.* http://www.sueddeutsche.de/politik/fluechtlinge-so-viele-fluechtlinge-kamen-nach-deutschland-1.2806558 (05.05.2016).

Wabitsch, M. (2014). *Adipositas.* In: Hoffmann et al. (2014). Pädiatrie. 4. Aufl. Berlin, Heidelberg: Springer, S. 248-255.

Weber, M. (2008). *Wirkung von Ausdauerbelastung auf den Organismus von übergewichtigen und adipösen Menschen.* Norderstedt: Grin Verlag.

Winkler, G.; Erb, J. (2008). *Übergewicht und Adipositas bei Kindern nach Migrationshintergrund. Ergebnisse der Einschulungsuntersuchungen in Stuttgart.* https://www.ernaehrungs-umschau.de/fileadmin/Ernaehrungs-Umschau/pdfs/pdf_2008/10_08/EU10_592_598.qxd.pdf (02.05.2016).

Anhang

Anhangsverzeichnis

Anhang I: Übergewichtige Kinder und Jugendliche nach Sozialstatus

und Migrationshintergrund 1

Anhang II: Gesunde Ernährung Index getrennt nach Altersgruppen, Geschlecht

und Herkunft 2

Anhang III: Übergewichtige und adipöse Kinder nach Herkunft 3

Anhang IV: Gewichtseinschätzung der Kinder durch ihre Eltern: zu dünn 4

Anhang V: Empfehlungen der Kinder-Bewegungspyramide 5

Anhang I

Übergewichtige Kinder und Jugendliche nach Sozialstatus und Migrationshintergrund

Abbildung 12.3
**Übergewichtige nach Sozialstatus und Migrations-
hintergrund**

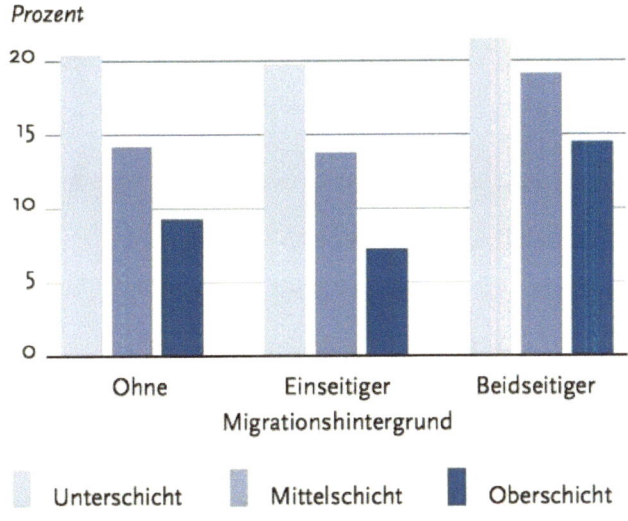

(RKI, 2008, S. 59)

Anhang II

Gesunde Ernährung Index getrennt nach Altersgruppen, Geschlecht und Herkunft

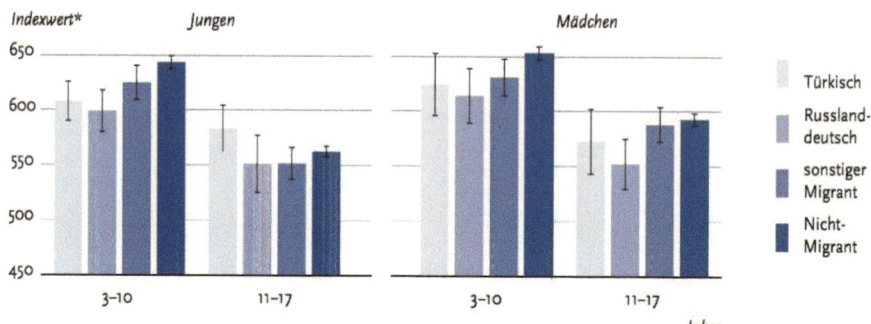

Abbildung 10.3.2
Gesunde Ernährung Index getrennt nach Altersgruppen, Geschlecht und Herkunft
(Mittelwerte und 95 %-Konfidenzintervalle)

* Je höher der Indexwert, desto besser stimmt die Ernährung mit den Empfehlungen überein

(RKI, 2008, S. 47)

Anhang III

Übergewichtige und adipöse Kinder nach Herkunft

Sprache		Übergewichtige Kinder (≥ P90 < P97)			Adipöse Kinder (≥ P97)		
		nach Familiensprache zur Feststellung der Herkunft[1]					
		Mädchen	Jungen	insgesamt	Mädchen	Jungen	insgesamt
Deutsch	7 295	4,8	5,0	4,9	3,5	2,9	3,2
Türkisch	1814	11,7	11,7	11,7	10,9	14,9	13,0
Italienisch	444	9,8	13,4	11,5	13,7	10,6	12,2
Griechisch	434	11,3	11,3	11,3	12,2	11,8	12,0
Serbisch/kroatisch	866	9,1	11,8	10,4	8,2	8,7	8,4
Albanisch	321	6,1	5,8	6,0	9,1	5,1	7,2
Russisch	433	4,2	6,9	5,6	3,2	3,7	3,5
Englisch	197	6,7	2,8	4,6	5,6	3,7	4,6
Französisch	115	3,6	3,4	3,5	-	5,1	2,6
sonstige Sprachen	2 220	9,7	7,6	8,7	6,0	7,3	6,7

(Winkler; Erb, 2008, S. 595)

Anhang IV

Gewichtseinschätzung der Kinder durch ihre Eltern: zu dünn

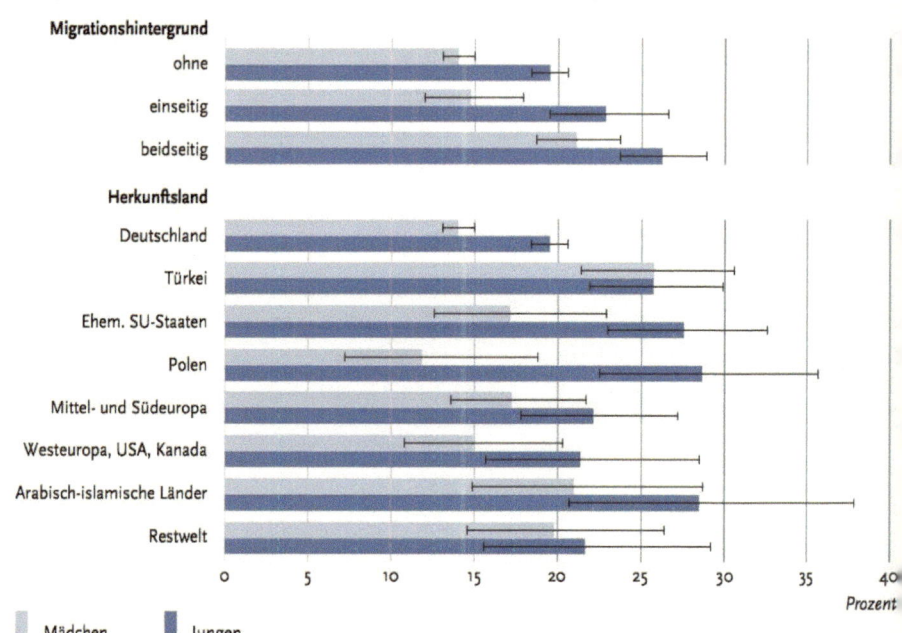

Abbildung 12.9.1
Gewichtseinschätzung (zu dünn) für Töchter und Söhne durch die Eltern nach Migrationshintergrund

(RKI, 2008, S. 63)

Anhang V

Empfehlungen der Kinder-Bewegungspyramide

Tab. 1: Empfehlungen der Kinder-Bewegungspyramide (Graf, Koch, Jaeschke & Dordel, 2005, 153)

	Täglich in Min.	Intensität	Herzfrequenz	Borgskala	Beispiele
Intensive Aktivitäten	2 x 15 Min. = 30 Min.	schwitzen oder hecheln	160 S/min.	> 6 = anstrengend	• Schulsport
					• Vereinssport
Moderate Aktivitäten	4 x 15 Min. = 60 Min.	nicht schwitzen oder hecheln	130 bis 160 S/min.	3-5 = etwas anstrengend	• Freizeitaktivitäten mit Freunden o. Familie wie Schwimmen, Radfahren, Inlineskaten, Versteck- oder Fangspiele
Alltagsak- tivitäten	6 x 5 bis 10 Min. = mind. 30 Min.				• Wegstrecken o. Boten- gänge aktiv erledigen, z.B. Schulweg per Rad o. Roller
					• Hausarbeiten erledigen, z.B. Laub kehren, Zim- mer aufräumen, Staub- saugen
Inaktivität	6–12 Jahre = max. 1 Std. > 12 Jahre = max. 2 Std.				• Fernsehen
					• Computer
					• Playstation

(Opper; Wagner, 2009, S. 37 zit. n. Graf et al., 2005, S. 153)

5

BEI GRIN MACHT SICH IHR WISSEN BEZAHLT

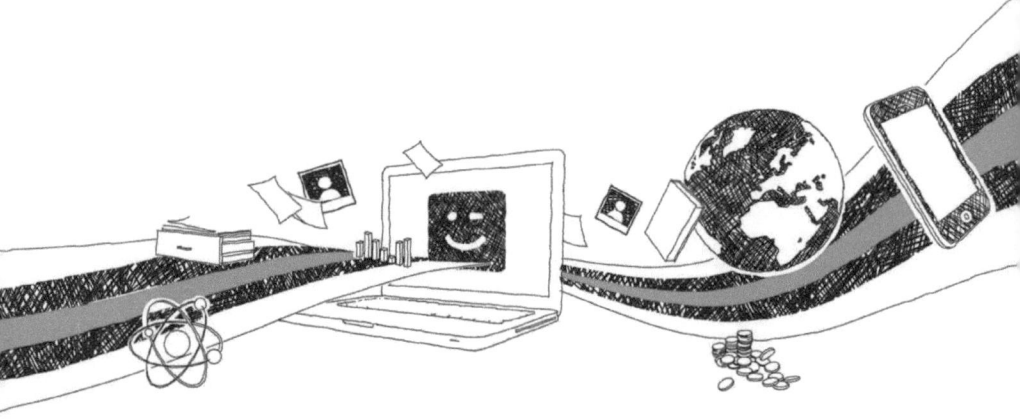

- Wir veröffentlichen Ihre Hausarbeit,
  Bachelor- und Masterarbeit

- Ihr eigenes eBook und Buch -
  weltweit in allen wichtigen Shops

- Verdienen Sie an jedem Verkauf

Jetzt bei www.GRIN.com hochladen und kostenlos publizieren

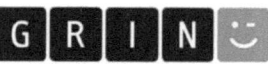